Tb71
120.

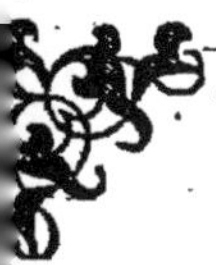
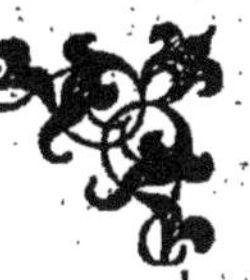

PHYSIOLOGIE

DE

LA REPRODUCTION

GUIDE PHYSIQUE, MENTAL ET MORAL

OU

MÉTHODE SURE ET NATURELLE

DE PRÉVENIR LA CONCEPTION

TRADUIT DU LIVRE DU DOCTEUR GROVE, D'AMÉRIQUE

édité à New-York en 1867-1869

Traduction de H.-E. VALÈRE aîné

PREMIÈRE ÉDITION

PARIS

EN VENTE CHEZ LE TRADUCTEUR

RUE DES GRAVILLIERS, 24, PARIS

Propriété du traducteur.

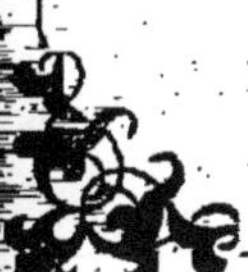
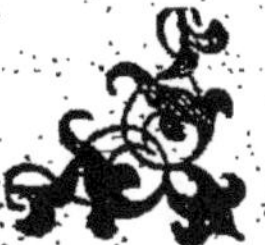

PHYSIOLOGIE

DE

LA REPRODUCTION

GUIDE PHYSIQUE, MENTAL ET MORAL

OU

MÉTHODE SURE ET NATURELLE

DE PRÉVENIR LA CONCEPTION

TRADUIT DU LIVRE DU DOCTEUR GROVE, D'AMÉRIQUE

édité à New-York en 1867-1869

Traduction de H.-E. VALÈRE aîné

PREMIÈRE ÉDITION

PARIS

EN VENTE CHEZ LE TRADUCTEUR

RUE DES GRAVILLIERS, 24, PARIS

Propriété du traducteur.

BIBLIOTHÈQUE NATIONALE IMPRIMÉS

$T^{e}8$ 71

120

SCIENCE EST PUISSANCE

SEULE ET VRAIE MÉTHODE, AUTANT QUE SURE ET NATURELLE, DE PRÉVENIR LA CONCEPTION, OU LA MANIÈRE DE N'AVOIR DES ENFANTS QU'A SA PROPRE VOLONTÉ, SANS DÉROGER EN AUCUN POINT AUX LOIS DE LA NATURE.

Durant le siècle dernier les recherches des grands naturalistes et physiologistes jointes aux expériences et observations étendues faites récemment à propos des fonctions reproductives, ont établi un fait d'une immense importance au point de vue physiologique et pour le bonheur du genre humain.

Savoir : qu'il y a certaines époques bien marquées où la conception est impossible, malgré l'association quotidienne et fréquente des deux sexes sans aucune restriction.

Or, la connaissance de cette loi de la conception place l'existence des enfants, et la future génération de la terre, entièrement sous le contrôle de notre volonté, raison et jugement, au lieu de la laisser à la merci d'une aveugle impulsion ou brutale et impitoyable passion.

Mille raisons surgiront dans tout esprit réfléchi, pourquoi? Dans certaines places et certaines circonstances, un nombre d'enfants moindre mais meilleur est désirable. Il y a aussi dans le monde des milliers de personnes ma iées dont l'extrême indigence rend bien des enfants une sourcer de regrets et accroît la misère des parents en faisant celle de ces malheureux nouveaux-nés.

Et n'y a-t-il pas aussi des milliers d'infirmes, d'idiots et d'individus atteints de maladies incurables, mariés ou vivant de même, qui ne sont capables que d'engendrer une race inférieure et qui devraient ne pas avoir d'enfants, pour ne pas être obligés de maudire et d'être maudits par leur progéniture encore plus affligée et plus infortunée que ces malheureux auteurs de leurs tristes jours.

N'avons-nous pas aussi à envisager en dernier lieu que, sous la force stimulante des habitudes physiologiques désordonnées d'une grande majorité des peuples civilisés, il y a une tendance d'augmentation de population mais correspondant avec l'imperfection de la race.

Contre ces accidents et incidents, la connaissance de l'origine de la vie nous en fournit le remède, et, qui donc peut dire qu'il n'est pas aussi légitime de voir, connaître et comprendre l'origine de la vie, aussi bien que sa croissance, son développement, son éducation et sa préservation.

Nous nous attendons bien que certaines personnes pourraient objecter comme d'autres l'on fait, que c'est un tort que d'éclairer en général l'esprit de tous sur ce point, vu que maintes personnes effrayées des soins, des dépenses, des tracas, etc., qu'occasionne la famille, abuseront de ce privilége et s'abstiendront de supporter les peines de fournir la terre d'habitants et l'État de citoyens taxables. Mais c'est leur droit, nous n'avons aucune sympathie pour les avocats de l'ignorance, en raison de cela ou d'aucune autre loi physiologique ordonnée pour le libre arbitre de chacun. Si Dieu a fait la loi, c'est le privilége de l'homme de l'apprendre et son devoir de lui obéir et, plus encore, comme les objecteurs supposent, si il existe des personnes qui ont en horreur les tracas de la famille ; elles sont le plus fort argument en faveur de notre principe, vu qu'ils ne pourraient être parents, n'étant pas digne de supporter la charge de la famille, vaut encore mieux qu'ils sachent l'éviter que de la martyriser.

De célèbres physiologistes français, après une longue et minutieuse examination des organes génératifs et leurs produits sous toutes les variétés et circonstances possibles, ont pleinement développé les lois de la fécondation et retire ce progrès tout ensemble du pur champ de la spéculation, ces découvertes sont incorporées sous la forme de dix lois, lesquelles gouvernent le cours de la fécondation.

Ce sont les suivantes :

Première loi. — La génération est essentiellement la même dans tous les êtres sans exception pour l'être humain.

Deuxième loi. — Dans tous les êtres, l'œuf de la femelle existe avant et indépendamment de la conception, de même que la semence chez l'homme.

Troisième loi. — L'œuf n'est jamais imprégné ou fécondé dans l'ovaire ou l'organe qui le produit.

Quatrième loi. — Il faut toujours que l'œuf ait atteint un certain développement avant qu'il ne puisse être fécondé, et il faut aussi qu'il ait quitté l'ovaire.

Cinquième loi. — Dans tous les êtres l'œuf quitte l'ovaire indépendamment de la fécondation.

Sixième loi. — Dans tous les animaux, les œufs sont produits à certaines périodes régulières, particulières pour chaque espèce, en temps desquelles se produit de même un excitement particulier des organes de la femelle.

Septième loi. — La conception ne peut jamais avoir lieu, à moins que la semence ne soit présente en même temps avec l'œuf parfaitement développé.

Huitième loi. — L'époque appelée règles est, chez la femme, son périodique excitement érotique et analogue au rut ou chaleur chez les animaux.

Neuvième loi. — Par conséquent, la conception est nécessairement en connexion avec les règles et, alors, c'est pourquoi que chez la femme, une période existe où la fécondation peut avoir lieu, et une où elle ne le peut pas et que cette période peut être sûrement, exactement marquée et connue.

Dixième, loi. — Chez la femme, la fécondation prend toujours place dans la matrice ou tout à fait à l'extrême fin du tube de Fallope, tout près de la matrice.

En regard de la première loi, la vérité a été pleinement établie que tous les êtres vivants originellement proviennent d'un œuf, le microscope l'a découvert chez la femme et dans toutes les classes variées d'animaux qui font leurs petits vivants.

Donc tous les animaux vivants proviennent des œufs formés dans le corps de la femelle, leurs développements seulement varient et pourraient être divisés en quatre classes.

Première classe. — Les vivipares ou ceux dans lesquels les œufs sont fécondés et développent un nouvel être dans le corps de la femelle comme chez la femme et presque chez tous les quadrupèdes.

Deuxième classe. — Les ovipares ou ceux chez lesquels les œufs sont fécondés dans le corps, puis expulsés et éclos dehors comme chez presque toute la race aîlée.

Troisième classe. —Les ovipares ou ceux chez lesquels les œufs sont fécondés pendant le temps qu'ils passent en dehors du corps ou après qu'ils en sont sortis, comme chez la grenouille et la plupart de la race à nageoires.

Quatrième classe. — Les marsupiaux ou ceux chez lesquels les petits sont à moitié formés dans le corps et alors expulsés pour compléter leur croissance dans une poche externe préparée à cet effet comme chez le kanguroo.

On peut donc se baser sur chacune de ces quatre variétés de générations d'animaux différents.

En regard de la seconde loi, il est un fait bien connu que la poule de basse-cour pond des œufs avant qu'ils soient fécondés et que ces œufs n'éclosent pas, montrant concluament qu'ils n'ont jamais été fécondés.

La même chose est vraie chez tous les autres animaux bien que chez de certains l'œuf soit assez petit pour qu'il faille l'aide du microscope pour le découvrir.

La troisième loi nous dit : l'œuf n'est jamais fécondé dans l'ovaire et ceci est un point très-important en rapport avec la théorie de la reproduction, et un point qui a été longtemps discuté par la Faculté médicale. Nous allons l'étudier et l'analyser de bien près :

Les tubes de Fallope sont deux canaux membraneux de deux à trois pouces de long, qui mettent en connexion les ovaires et la matrice intérieurement ; ils sont hérissés de petits fibres, ressemblant à de petits fils de cheveux ou cils, tous pointés en bas, vers la matrice, avec leurs pointes détachées. Ces petits cils sont en constante motion, se contractant et se déployant, faisant ainsi passer n'importe quelle substance aisément en bas du tube, mais offrant un obstacle insurmontable pour l'ascension de la semence ou des animalcules. Encore ce tube est-il rempli d'un mucus épais dans lequel ces cils travaillent et, à travers duquel la semence de l'homme n'a pas possibilité de forcer son chemin ; il prend généralement plusieurs jours pour forcer l'œuf jusqu'en bas du tube avec tous les moyens que la nature leur a donnés, et, quand nous nous rappelons que la semence de l'homme est entièrement décomposée en un jour, nous voyons combien serait absurde l'idée que les animalcules de la semence pourraient jamais rejoindre l'ovaire à travers ces obstacles. D'abondantes preuves ont été obtenues, qu'il faut généralement que la portion épaisse de la semence touche à l'œuf pour produire conception, et cela, naturellement, ne peut avoir lieu tant que l'œuf est dans les ovaires, vu que la semence ne peut les atteindre pour les raisons ci-dessus mentionnées.

La seule objection plausible qui a été produite en faveur de la fécondation dans les ovaires a été le fait occasionnellement des cas rares d'extra-utérine conception. Le fœtus ayant été formé dans la portion supérieure du tube, près de l'ovaire, mais de tels objecteurs oublient que dans ce cas, si la semence peut faire l'ascension du tube, l'œuf le peut aussi, et qu'alors il eut peut-être été possible que l'œuf eut été fécondé à la partie inférieure du tube et que, par certains chocs soudains, l'action des tubes eussent été renversée, ramenant en arrière l'œuf fécondé; il est un fait bien connu que certaines fortes, soudaines et violentes émotions comme la peur, par exemple,renversera quelquefois leur action, si bien que sous ces influences, un œuf pourrait être renvoyé de la matrice dans l'ovaire.

La raison et l'analogie seules nous assureraient de la vérité de la quatrième loi, voir : qu'il faut que l'œuf ait atteint un certain développement et qu'il soit séparé de l'ovaire avant qu'il puisse être fécondé, il est évident qu'il faut que l'œuf soit mûr, comme il l'était avant d'être prêt pour la fécondation, et le contact avec la semence avant cette période serait absolument sans résultat.

Des expériences ont été souvent faites pour féconder l'œuf sorti de l'ovaire avant son temps, mais toutes ont échoué. Chez la volaille commune de ferme la femelle est pourvue d'une poche pour la réception de la semence, cette poche est tellement placée, que l'œuf en quittant l'ovaire passe par son ouverture et devient ainsi fécondé.

Certains animaux ont les ovaires enfoncés assez loin dans le corps, pour se trouver au-delà de l'atteinte de l'organe mâle.

Donc, le fluide séminal et l'œuf ont entièrement une distance à franchir de l'ovaire avant qu'il puisse se joindre. Par conséquent, il est évident qu'il faut que l'œuf ait atteint un certain développement avant qu'il puisse être fécondé et qu'il faut qu'il ait quitté l'ovaire.

La cinquième loi affirme que, dans tous les êtres, l'œuf quitte l'ovaire indépendamment de la fécondation, ce fait est généralement connu pour être vrai en regard des oiseaux; les poissons et les grenouilles ont leurs œufs fécondés après avoir quitté leur corps. Et une examination des ovaires d'une fille vierge, aussi bien que des quadrupèdes qui n'ont jamais été accouplés, nous prouvent abondamment la formation et l'expulsion de l'œuf. Sexuels excitements sans doute, activent l'action des ovaires et leur donne une plus grande régularité, mais en plus cela n'a pas d'effet quelconque sur eux. Dans le fait, la croissance et l'expulsion de l'œuf est un agencement qui fait seul partie de la femelle et ne réclame pas d'avantage l'influence du mâle, pas plus que le mâle n'a besoin de l'influence de la femelle pour causer dans les parties la formation de la semence.

La présence de la femelle peut en accroître la quantité en excitant les organes, mais rien de plus.

Maintenant la preuve la plus convaincante de la vérité de cette loi, est le fait que les vierges aussi bien que les autres femmes, si elles payent une attention particulière à la matière, peuvent sûrement découvrir l'œuf et son enveloppe quand il quitte le canal de la matrice, comme il sera démontré plus loin.

La sixième loi nous informe que chez tous les animaux, l'expulsion de l'œuf a lieu à certaines périodes régulières et particulières à chacun d'eux et accompagnée d'un accroissement d'excitement des organes génitaux. Chez la plupart des quadrupèdes, cette période est connue sous le nom de rût ou chaleur et une perte sans couleur s'échappe du canal de la matrice, tandis que les organes deviennent enflammés et excités. C'est à ce moment que la femelle est prête à recevoir les approches du mâle, et c'est aussi à cet époque seule où cet accouplement réussit. Chez quelques animaux cette perte a une légère teinte rouge, chez la femme elle est bien plus colorée et connue sous le nom de règles, etc.; dans chaque cas, l'excitement et la perte se terminent par l'expulsion de l'œuf de l'ovaire.

Chez la femme, immédiatement après la cessation des règles, l'œuf sera trouvé dans le commencement du tube de Fallope près des ovaires, cela est une vérité importante à garder en mémoire, car c'est une évidence que l'œuf est approchant du point où la conception peut avoir lieu.

La septième loi nous énonce une vérité importante, laquelle nous donne la clef du temps positif de la conception. Elle statue, que la conception ne peut jamais avoir lieu, excepté quand la semence spermatique est présente en même temps avec l'œuf parfaitement développé ; en d'autres mots, pour assurer une liaison fructueuse, il faut que la semence spermatique soit déposée dans la matrice le temps que l'œuf y est, où dans l'espace d'un court laps de temps après son arrivée, pour qu'il n'ait pas eu le temps d'être décomposé ; ce laps de temps, expliqué dans la sixième loi, commence avec la cessation des règles.

La huitième loi, voir : que l'époque des règles chez la femme est son périodique excitement érotique, analogue au rut ou chaleur des animaux, et qui a déjà été démontré être vrai ; comme preuve additionnelle, il sera seulement nécessaire de statuer que la femme, comme la création brute, est plus inclinée vers l'homme au moment de cette période qu'à aucun autre temps et que de certaines femmes n'éprouvent jamais d'excitements sexuels à aucune autre époque.

La neuvième loi statue que la période ou la conception est possible et celle où elle est impossible peut être sûrement déterminée. Nous avons déjà montré que la conception n'est possible que quand l'œuf est dedans ou tout prêt de la matrice, et que cette période de possibilité commence avec l'entrée de l'œuf dans le tube et est marquée par la cessation des règles; dans tout cela il est nécessaire alors pour bien fixer les limites de la période pendant laquelle la conception peut prendre place, de s'assurer combien de temps l'œuf reste dans la matrice; nous avons déjà partiellement discutés tout cela et nous l'expliqueront pleinement à la fin de cet article.

La dixième loi est importante comme localisant la place de la conception, elle a déjà été expliquée.

Donc, le seul point nécessaire pour le gouvernement de la conception c'est d'assurer le temps exact où l'œuf quitte la matrice. Des recherches particulières des grands physiologistes français et allemands ont été dirigées sur ce point, ils ont trouvé le temps variant grandement dans différents cas. Mais après d'innombrables examinations, une limite à été finalement fixée, par dessus laquelle l'œuf n'a jamais été retenu. Les dernières expériences faites par d'autres éminents physiologistes ont fourni le même résultat, variant à peine d'un jour pour arriver à la limite fixée.

Comme règle générale, l'œuf est à l'entrée supérieure des tubes de Fallope à la cessation des règles. Occasionnellement cependant il est retardé aussi longtemps que, trois ou quatre jours avant que de quitter les vésicules de la grappe, l'œuf prend de deux à six jours pour descendre les tubes et aller dans la matrice; c'est pourquoi le temps que l'œuf met pour gagner la matrice varie de deux à dix jours après la cessation des régles.

L'œuf reste dans la matrice de deux jours à six jours, mais usuellement à peu près quatre jours. Quand il n'est pas fécondé, il est expulsé avec son enveloppe formée dans la matrice, et la conception ne peut avoir lieu jusqu'à ce que les règles soient revenues de nouveau.

On voit, d'après les explications ci-dessus, que la conception est possible jusqu'au seizième jour après la cessation des règles; de tels cas sont cependant rares et en général l'œuf est expulsé aussi de bonne heure que le huitième ou neuvième jour après la cessation des règles.

Ici, nous donnons préparée avec la plus minutieuse exactitude la table d'avérage prise sur mille cas, montrant les proportions d'expulsion de l'œuf, elle sera trouvée inappréciable.

Table montrant sur mille personnes combien ont retenu l'œuf plus ou moins longtemps après la cessation des règles.

Ont retenu l'œuf jusqu'au :

Seizième jour	0,00
Quinzième jour	0,06
Quatorzième jour	0,10
Treizième jour	0,13
Douzième jour	0,17
Onzième jour	0,23
Dixième jour	0,70
Neuvième jonr	0,98
Huitième jour	1,67
Septième jour	2,30
Sixième jour	2,25
Cinquième jour	0,89
Quatrième jour	0,40
Troisième jour	0,10
Deuxième jour	0,02
Premier jour	0.00

Donc, sur mille personnes, l'œuf n'était pas encore descendu chez une seule, le premier jour et n'a pas été trouvé chez une seule le seizième jour après la cessation des règles.

Il reste donc bien établi qu'il n'a été trouvé aucun cas où l'œuf a été retenu passé le quinzième jour ; pour tous les buts pratiques, on voit qu'un délai de douze jours est généralement suffisant et que le grand danger est passé le neuvième jour, comme le montre le tableau ci-dessus. Du reste les femmes qui retiennent l'œuf plus longtemps, sont généralement troublées d'une faiblesse des organes, dont l'état est naturellement toujours contraire à la fécondation. De même l'œuf par une trop longue retenue devient impropre à la réception des animalcules, si bien que, peut-être, pas un cas ne se présente sur mille, malgré la retenue de l'œuf, où la fécondation puisse prendre place après le douzième jour, suivant la cessation des règles.

Une large majorité des femmes rendent l'œuf avant l'expiration du huitième jour ; il devient donc avisable de déterminer si c'est possible, le temps exact où l'œuf s'en va, car après que l'œuf est expulsé, il est impossible que la conception ait lieu malgré l'association intime des deux sexes, jusqu'au nouveau retour des règles, et, dans bon nombre de cas, six jours d'abstention après la cessation des règles sont tout à fait suffisant. C'est donc un point important à s'assurer, si c'est possible. Hé bien ! oui, et neuf fois sur dix, il peut être déterminé avec pleine certitude, en faisant attention à la sortie de l'œuf en dehors de la matrice. Cela est si fortement marqué que presque n'importe quelle femme peut distinguer quand ces symptômes ont lieu. La première indication est une légère perte d'eau s'échappant du canal de la matrice, assez abondante parfois, pour mouiller toutes les parties externes, et assez souvent, pour causer une petite irritation ; occasionnellement cette perte est couleur œillet pâle, mais plus généralement elle est sans couleur, ressemblant au blanc d'œuf. Cette perte continue la durée de quelques heures jusqu'à un jour ou deux, et elle est toujours suivie de l'expulsion d'un petit grumeau blanc grisâtre, ferme et élastique, variant de la grosseur d'un pois à celle d'un petit haricot ; il ressemble au petit grumeau provenant de la gorge et des poumons, qu'on crache durant les affections pulmonaires et bronchiales. Juste avant la sortie de ce petit pois, on sent une légère contraction et peine dans la matrice, accompagnée d'une sensation de pesanteur tendant vers le bas, semblable aux effets ressentis quand arrivent les règles. En examinant ce petit pois au microscope, vous verrez que c'est l'œuf et son enveloppe qui viennent d'être expulsés de la sorte et qu'alors tout danger a disparu. On peut donc se livrer à tous les épanchements de la nature avec entière sécurité.

En conséquence, pour bien affirmer l'exact moment où ce petit pois ou grumeau, qui est l'œuf, est expulsé, laissez la femme payer une attention particulière à toutes les peines qu'elle ressentira dans la matrice dès que ses règles auront cessé, et qu'elle fasse attention principalement, à toutes les pertes pouvant provenir du canal de la matrice.

Si la femme ne ressentait aucune peine ou douleur, comme dans certains cas, laissez-la porter un linge comme souvent dans la période de ses règles. pour retenir ce petit pois et qu'elle puisse enfin en être bien sûre.

Elle devra aussi, bien entendu, inspecter ses urines.

Bref, pour les personnes qui ne veulent pas prendre tan[1] d'attention, nous défalquons des données ci-dessus les rôles suivants pour la prévention de la conception.

Premièrement. — S'assurer du temps exact où les règles cessent;

Deuxièmement. — N'avoir aucune association avec la femme dès l'instant que ses règles commencent jusqu'au seizième jour après leur cessation. Comme cela, on pourra sans prendre aucune attention disposer du reste du temps qui s'écoulera du seizième jour après la disparition des règles jusqu'à leur réapparition.

Bien entendu, nous donnons ce rôle dans sa plus vaste étendue, comme étant parfaitement sûr et pouvant être observé en toute saison, en tout temps et par n'importe qui, il peut être suivi d'une façon permanente, à moins que les personnes comme nous l'avons expliqué plus haut, prennent la peine de s'assurer que ce petit pois qui est l'œuf est expulsé, elles pourront alors profiter d'un plus grand laps de temps, car naturellement et sûrement, aussitôt que l'œuf est sorti, il n'est plus possible quoi qu'on fasse, que la conception prenne place, jusqu'à la descente d'un nouvel œuf dans la matrice, qui ne peut y venir qu'avec les règles suivantes.

Il est bon de statuer à la fin de cet important chapitre qu'il y a des causes qui pourraient mettre des personnes dans l'erreur, à moins qu'elles ne soient bien familières avec ces sortes de causes.

Par le fait il y a des femmes qui occasionnellement sont sujettes à des pertes de sang par faiblesse et qu'elles pourraient confondre avec leurs règles et de là faire un faux calcul. D'autres femmes encore ont aux époques voulues leurs vraies règles, mais tellement légères et incolores, qu'elles passent pour ainsi dire inaperçues; chaque femme peut être sujette à des temps donnés à ces apparences inhabituelles, et alors des erreurs peuvent avoir lieu, à moins que les personnes soient assez observatrices pour connaître les vraies règles par d'autres signes que par la pure couleur. Mais un signe toujours certain et sur lequel on peut sûrement compter, c'est l'odeur particulière qu'exhalent les règles et qui, une fois observée, ne peut être prise pour aucune autre chose, et cette odeur est toujours présente, quand même que les règles seraient aussi limpides et sans couleur que de l'eau.

C'est à ces déviations occasionnelles que certaines femmes ont supposé avoir conçu, sans avoir eu leurs règles, cela est spécialement le cas, lorsqu'on nourrit, vu que la première apparition des règles est souvent sans couleur et passe inaperçue.

Je crois que ma traduction est assez à la portée de tous; pour que chacun en puisse tirer parti à sa guise.

VALÈRE aîné.

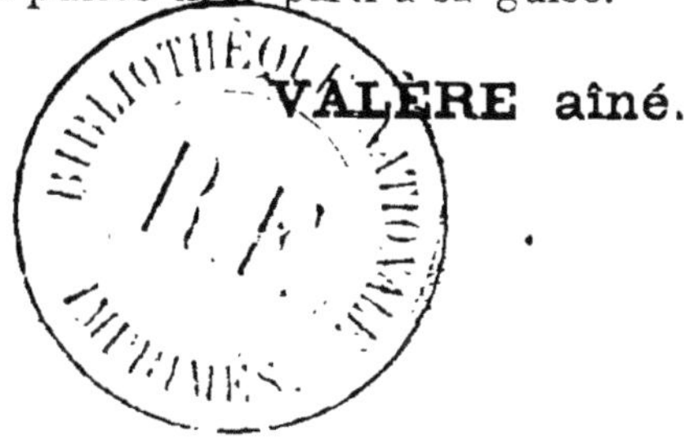
BIBLIOTHÈQUE NATIONALE IMPRIMÉS

Imp. Budrauf & Co., 62 Rue Tiquetonne, Paris

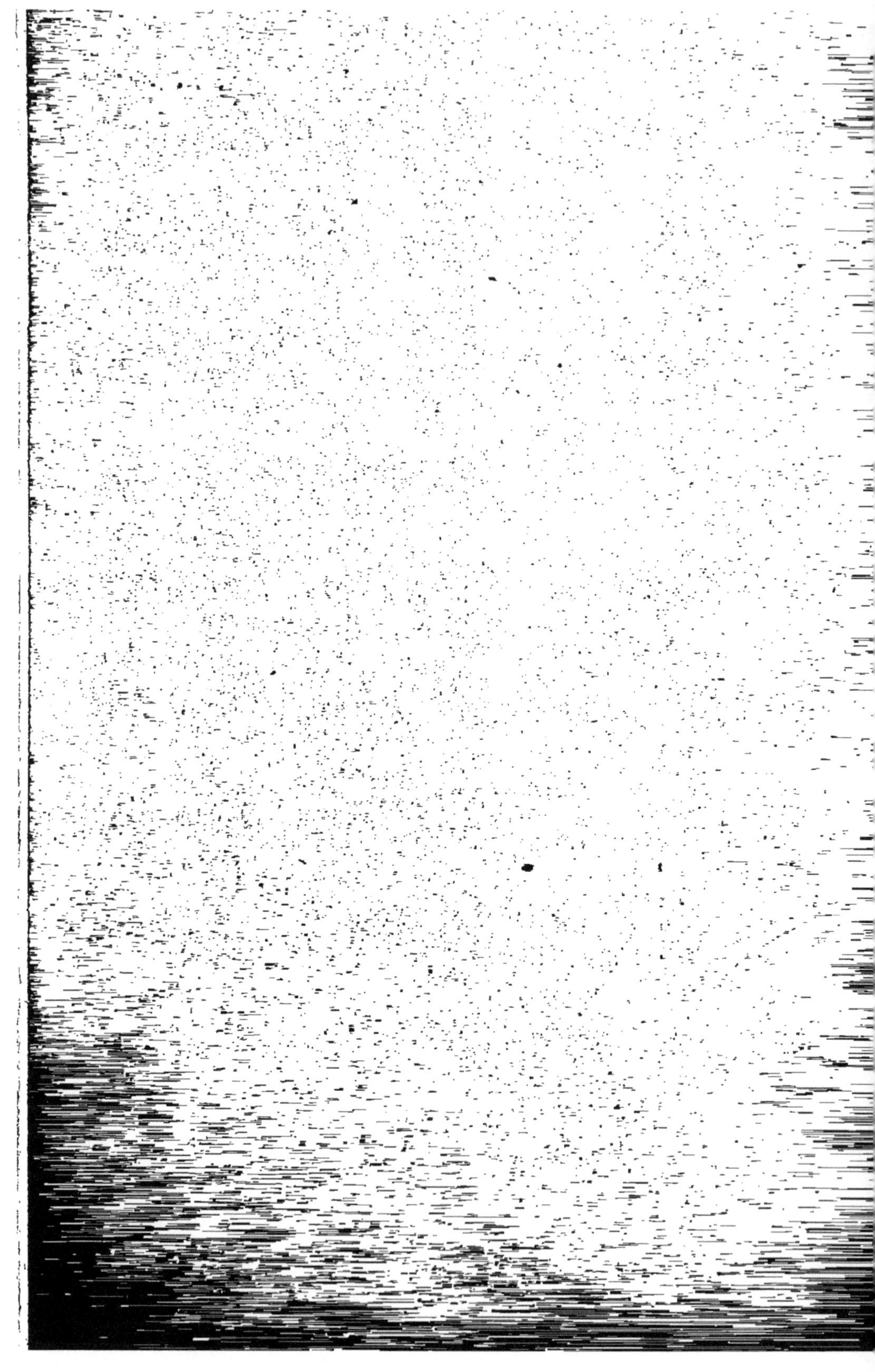

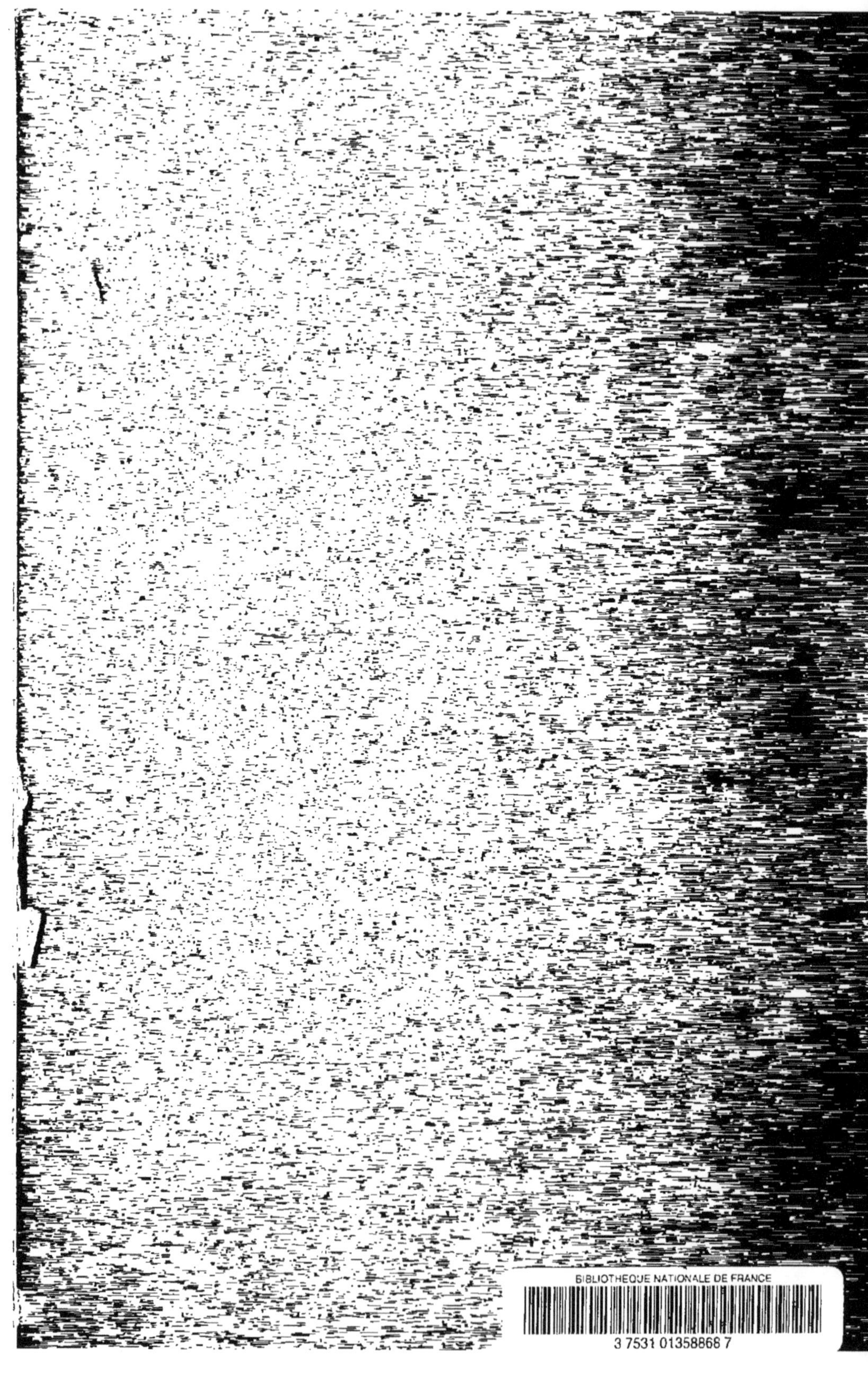

BIBLIOTHEQUE NATIONALE DE FRANCE
3 7531 01358868 7

www.ingramcontent.com/pod-product-compliance
Ingram Content Group UK Ltd.
Pitfield, Milton Keynes, MK11 3LW, UK
UKHW012310240726
13966UKWH00005B/1762